DISCOURS

SUR L'UTILITÉ DE L'ANATOMIE

POUR L'HOMME RELIGIEUX,

Pour l'Homme du Monde et pour l'Artiste,

PAR S. NAVET,

Docteur en Médecine de la Faculté de Paris, Médecin adjoint des Hôpitaux de Dieppe, Membre correspondant de l'Académie Royale des Sciences, Lettres et Arts de Rouen, de la Société d'Emulation et de la Société de Médecine de la même Ville, etc.

JANVIER 1845.

DIEPPE,

Imprimerie d'Émile DELEVOYE, rue Duquesne, 3.

DISCOURS

SUR L'UTILITÉ DE L'ANATOMIE

POUR L'HOMME RELIGIEUX,

Pour l'Homme du Monde et pour l'Artiste,

PAR S. NAVET,

Docteur en Médecine de la Faculté de Paris, Médecin adjoint des Hôpitaux de Dieppe, Membre correspondant de l'Académie Royale des Sciences, Lettres et Arts de Rouen, de la Société d'Emulation et de la Société de Médecine de la même Ville, etc.

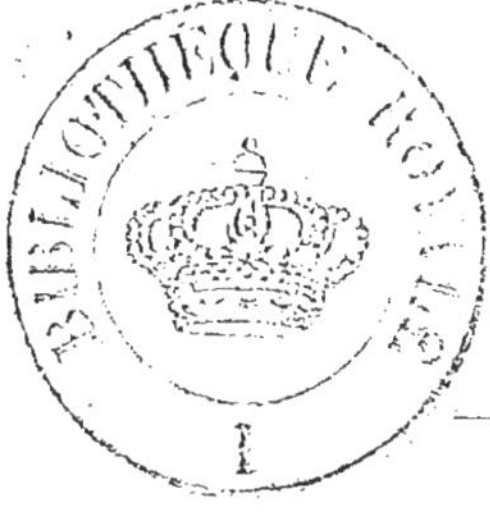

JANVIER 1845.

DIEPPE,

Imprimerie d'ÉMILE DELEVOYE, rue Duquesne, 3.

DISCOURS

SUR L'UTILITÉ DE L'ANATOMIE

Pour l'homme religieux, pour l'homme du monde et pour l'artiste,

PRONONCÉ

Par M. le Docteur Havet,

DANS LA SÉANCE D'OUVERTURE DE SON COURS,

Le 9 *Janvier* 1845.

Première partie.

De l'utilité de l'Anatomie pour l'homme religieux.

L'anatomie est la science la plus digne de la méditation de l'homme. Son immensité permet les recherches les plus variées et donne au philosophe la faculté de faire passer sous ses yeux ce qu'il y a de plus admirable dans l'œuvre de la création. Cette science, en effet, dans sa définition la plus étendue, analyse chacune des parties des êtres qui ont reçu la vie, soit qu'ils appartiennent au règne végétal, soit qu'ils dépendent du règne animal; elle attaque, divise tous les organes, autrement dit, toutes les portions de l'organisation, qui, dans ce grand ensemble, peuvent cependant remplir isolément un acte, un phénomène ou une fonction; elle les étudie sous le rapport de leur composition intime, sous celui de leur forme, de leur situation, de leur connexion et même de leur action. C'est ainsi qu'aidé du microscope, du scalpel ou des appareils de la chimie, l'œil attentif de l'observateur se porte, en parcourant l'échelle de la nature animée, du point où commence la molécule élémentaire, jusqu'aux pieds du sublime auteur de l'univers.

Rien ne peut donc mieux donner à l'homme une haute idée de son être, que l'étude de l'anatomie ; rien ne lui démontre plus nettement le lien qui l'unit à Dieu. La contemplation d'une machine où tout est si merveilleusement prévu, si admirablement combiné, doit lui inspirer les pensées les plus pures, de morale et de religion. C'est aussi ce qu'avaient senti les sages anciens, en lui prescrivant *l'étude de lui-même,* en lui traçant en lettres d'or cet important précepte, sur le plus sacré de leurs temples :

Pour rendre l'homme juste et bon envers ses semblables, reconnaissant envers l'auteur de son être, il faut donc lui montrer comment le Créateur a tout disposé avec une scrupuleuse prévoyance, pour assurer à chaque individu une certaine durée d'existence et à l'espèce une perpétuité de vie. Il faut lui montrer avec quelle amoureuse sollicitude, Dieu a fait concourir les lois les plus abstraites de la physique, de la mécanique, de la chimie, de l'hydrostatique au jeu des organes, dans le but de procurer à l'être animé la plus grande somme de félicité durant sa vie. Beaucoup de savans, de philosophes ont développé ces hautes pensées : c'était dans un de ces momens d'admiration et profondément ému que Galien s'écriait : « La plus belle hymne à la louange de la Divinité est une » description d'anatomie. »

En présence de ces idées, on doit s'étonner que l'anatomie n'ait point été cultivée généralement par les classes studieuses de la société dès la plus haute antiquité, et qu'il faille arriver presqu'à nos jours pour voir cette science se populariser. C'est que l'anatomie est, en effet, une science toute nouvelle, dont les premières connaissances positives, n'ont été acquises que depuis trois siècles. La superstition qui régnait dans le gouvernement des anciens, la barbarie qui pesait sur toutes les sciences au moyen-âge, ont obstinément opposé à cette étude une barrière infranchissable. Les médecins étaient poursuivis par la loi comme des criminels, s'ils cherchaient à faire servir au profit de la nature vivante les restes dissolubles de la nature éteinte. C'est pourquoi Hippocrate, qui a si parfaitement écrit sur un grand nombre de sciences médicales, ne fait preuve dans aucun de ses travaux de connaissances anatomiques. Ses études faites sur les animaux dont la construction se rapproche le plus de celle de l'homme, et sur quelques débris de squelettes, ne pouvaient le conduire qu'à des conclusions approximatives, souvent erronées. Il subissait donc les entraves de toutes sortes qui s'opposaient à ce que des dissections fussent faites sur le corps humain. Etranges préjugés, étonnantes contradictions, que notre faible nature nous permet de sentir, mais que notre raison ne peut comprendre. Sans cela, ce grand homme qui a mérité le nom de divin, à cause du degré de perfection où il a porté chacune de ses œuvres, nous eût, sans doute, dévoilé, avec la même supériorité, les secrets de la nature renfermés dans l'organisation de l'homme. Ce qui prouve encore la puissance de ces préjugés contraires à la propagation des connaissances anatomiques, c'est la conduite de Démocrite d'Abdère. Ce médecin philosophe s'enfermait dans les tombeaux et simulait la folie, pour se livrer avec plus de facilité à ses études d'anatomie. Ces entraves durèrent encore plus long-temps chez les Romains que chez les Grecs, et c'est, dit Cabanis, parce qu'ils étaient plus ignorans. Pline rapporte que la loi défendait même de regarder les entrailles humaines. Cependant, le désir de leur conservation fut plus fort chez les empereurs que le respect pour l'opinion publique, et, comme le rapporte Galien, ils permirent souvent aux médecins de disséquer le corps des criminels ou ceux des ennemis. Sous Marc-Aurèle, une ordonnance leur livra ceux des Allemands.

Galien rassembla toutes les connaissances anatomiques acquises jusqu'à lui, en fit un corps de doctrine, qui fut malgré les grossières erreurs qu'il contient le seul guide des médecins jusqu'au XVIe siècle. C'est alors que parut Vésale de Bruxelles, à qui l'on doit le titre de créateur de l'anatomie.

Ce grand homme, surmontant le dégoût des dissections et bravant les préventions qui existaient encore à cette époque, fut un des premiers à porter le scalpel sur des restes humains ; mais, combien il paya cher son devoûment à la science et à l'humanité !!! Ce n'est pas vainement qu'on lutte contre l'ignorance ou la basse envie ; celle-ci ne put lui pardonner la supériorité de son génie ; elle l'attaqua comme elle a toujours attaqué les hommes qui ont marché en tête de leur siècle. Autre Galilée, il fut poursuivi par l'inquisition pour avoir proclamé des vérités nouvelles. On l'accusa d'avoir ouvert le corps d'un gentilhomme encore vivant, et, malgré la haute protection du successeur de Charles-Quint, il fut obligé de faire un pélérinage en Terre-Sainte, pour expier ce crime invraisemblable. A son retour, une tempête le jeta sur les côtes de l'île de Zante, où il mourut misérablement de faim. Pitoyable destinée, qui ferait douter de la justice divine, si elle ne réservait aux bienfaiteurs de l'humanité une récompense assurée dans la postérité qui glorifie leurs noms, comme elle donne l'immortalité aux œuvres du génie.

Depuis cette époque, les sciences anatomiques ont fait de rapides, de constans, d'immenses progrès. La philosophie et la religion s'éclairant mutuellement, ont brisé d'un commun accord les entraves des temps anciens et du moyen-âge. Bientôt parurent Harvey, qui décrivit la circulation du sang ; Pecquet, cet illustre enfant de Dieppe, auquel on doit l'heureuse découverte du réservoir lymphatique qui porte son nom ; Malpighi, dont les investigations microscopiques créèrent cette anatomie délicate, qui apprend à connaître la structure intime des organes; Walsalva, Morgagni, Chéselden, Heister, Winslow, noms glorieux qui jetèrent tant d'éclat sur le commencement du XVIIIe siècle. Enfin, vécut Haller, disciple de Boerhaave: cet homme extraordinaire, d'un génie universel, devint le créateur d'une école dont les nombreux élèves, répandus dans toutes les contrées de l'Europe, portèrent les connaissances anatomiques à un degré de perfection presqu'absolue. L'impulsion qu'il donna à cette science fut si puissante, qu'après lui elle n'en continua pas moins sa marche progressive. Sénac, Lieutaud, Bordeu, Sue, Camper, Mekel, Fontana, préparèrent les travaux que viennent de nous laisser les Sabatier, les Vic-Dazir, les Desault, tous illustres maîtres qui ont formé à leur tour Scarpa, Boyer, Chaussier, Bichat, Béclard, Cuvier, et cette foule d'hommes célèbres qui ont élevé à un si haut point de gloire notre école moderne.

Cette école, riche héritière des savantes leçons qu'elle a reçues de ses devanciers, soutient aujourd'hui avec honneur le grand mouvement qui fut imprimé, il y a trois siècles, aux sciences anatomiques. Les travaux de MM. Cruveilhier, Blandin, Broc, Gerdy, Velpeau, Dumeril, de notre concitoyen de Blainville, et de tant d'autres, prouvent suffisamment ce que j'avance. Elle prendra dans l'histoire de l'art un rang distingué, qu'elle devra principalement à ses efforts pour répandre de toutes parts les saines connaissances de philosophie et de morale; car les leçons de ces professeurs sont faites avec l'esprit qui tend à démontrer le plan si simple que le Créateur a suivi dans son œuvre, en apparence si compliquée.

Ce coup-d'œil historique sur la marche des connaissances anatomiques prouve que si ces connaissances ne se sont pas répandues plus tôt dans les classes intelligentes de la société, c'est que les préjugés religieux et administratifs se sont opposés, jusqu'au XVIe siècle, à leur divulgation. Mais, aussitôt que les sciences, liées entr'elles comme en un faisceau unique, se relevèrent de leur long sommeil des âges antérieurs, l'anatomie commença aussi sa marche providentielle. Alors, les médecins, les philosophes, les savans, s'initièrent de plus en plus aux mystères de l'organisation vivante, si bien qu'aujourd'hui l'utilité de cette étude est si universellement sentie, qu'il n'est personne dont la curiosité ne s'excite vivement à l'idée d'une description anatomique.

Il est donc bien établi que c'est à l'aide des études anatomiques qu'on peut le mieux connaître le lien intime qui rattache l'homme à la Divinité ; que c'est aussi par cette étude qu'on acquiert les notions les plus sages de morale et par conséquent de religion, de même qu'elle démontre à l'homme l'étendue de sa perfectibilité et les sources de son bonheur. Ces belles idées, que Bossuet, Leibnitz, Buffon, Bernardin-de-Saint-Pierre ont si éloquemment prouvées, ne pourront plus désormais être mises en doute par ceux qui s'obstinent encore à ne voir dans l'organisation qu'une machine plus ou moins merveilleuse, dont le principe et la fin ne seraient que poussière. Peut-on dire encore avec Fontenelle que le corps n'est que la simple boutique d'un ouvrier ? Ne voit-on pas, au contraire, que tout, dans l'organisation, découle d'une source supérieure et d'une cause immatérielle qui a fait tout de la manière la plus parfaite. Notre organisation ne peut plus être comparée simplement à une montre dont l'analyse n'offre plus rien à considérer quand on l'a poussée jusqu'aux dents des roues. Aux yeux du vrai philosophe, l'homme est tout un petit monde, qui peut donner l'image de l'univers, comme celui-ci donne l'image de Dieu : cela étonne, confond l'intelligence, et pourtant cela est !.. Quand on dévoile tant d'harmonie, de géométrie, de métaphysique et de morale dans cette organisation infiniment infinie, comme le dit Leibnitz, peut-on méconnaître qu'elle soit animée dans toutes ses parties par une sagesse architectonique, elle-même plus qu'infinie? de sorte, ajoute ce grand génie, qu'on peut dire que la nature est pleine de miracles, mais de miracles de raison, et qui deviennent miracles à force d'être raisonnables. Autrefois, dit-il encore, « on admirait la nature sans y rien entendre et on trouvait » cela beau; dernièrement, on a commencé à la croire si » aisée, que cela est allé à un mépris et jusqu'à nourrir la » fainéantise de quelques nouveaux philosophes, qui s'ima- » ginèrent en savoir déjà assez. Mais le véritable tempé- » rament est d'admirer la nature avec connaissance et » de reconnaître que plus on y avance, plus on découvre » de merveilleux. »

Je quitte ici ce sujet que l'étendue de mes connaissances ne me permet pas de développer. J'ai voulu l'indiquer, le faire sentir, seulement pour qu'on voie dans quel esprit je m'attacherai à faire les démonstrations anatomiques dont je me suis chargé. J'espère, en effet, qu'il me sera aisé, à l'occasion de la description de chaque organe en particulier, de prouver la présence du Créateur par son œuvre, de telle sorte que mon cours d'anatomie, à ce point de vue, pourra être défini une démonstration de l'existence de Dieu par l'harmonie des organes de l'homme !!!

Seconde partie.

De l'utilité de l'Anatomie pour l'homme du monde.

Mais l'homme a un autre intérêt, presqu'aussi puissant que celui que je viens d'exposer, à faire l'étude de son organisation. Créé pour vivre un certain laps de temps, tout lui commande de veiller avec intelligence à sa conservation, à éloigner les causes de destruction qui le menacent de toutes parts. A peine se connaît-il, qu'il éprouve l'amour de la vie et qu'il frémit d'horreur, à la pensée de la mort. C'est que la nature avait besoin d'imprimer au fond du cœur ce sentiment conservateur, sans lequel ses vues eussent été entravées. Se connaître pour se conserver est donc un devoir que la morale commande de remplir, de même qu'elle fait un crime d'attenter à l'existence. Connaître l'homme, pour venir, en toute occasion, au secours de l'homme, sera partout et toujours le plus pur, le plus grand commandement d'une saine philosophie.

Et pourtant, qu'il est rare de trouver parmi nous des personnes instruites des plus simples notions de l'anatomie. Combien de gens ignorent ce qu'il faut connaître dans l'organisation humaine, pour remplir à leur égard et envers leurs semblables ce que prescrit la morale? Cela tient peut-être au dégoût que les études anatomiques ont offert jusqu'alors, peut-être aussi n'est-ce que le résultat d'une grande indifférence; quoi qu'il en soit, personne, excepté les médecins et quelques philosophes, ne cherche à acquérir la connaissance de sa propre structure. Néanmoins, et cela prouve combien il y a de contradictions dans l'esprit humain, on étudie, avec une attention minutieuse les rouages d'une machine qui peut contribuer à l'accroissement de la fortune. Il n'y a point d'aspects sous lesquels on ne considère les moyens qui peuvent procurer de l'or, des dignités, tandis qu'on reste froid et indifférent à la connaissance de l'être au profit duquel, pourtant, on prétend faire tourner le produit des études industrielles. On ne néglige rien pour devenir riche et puissant, et on oublie de faire ce qu'il faut pour jouir de la fortune et de la puissance. Cependant, que peut-il faire de ses titres et de ses brillans emplois celui qui, par défaut d'études et par ignorance de sa structure, laisse vicier ou affaiblir son cerveau, qu'il eût aisément conservé actif et sain, s'il en eût connu la texture délicate et les fonctions? L'or et le faste du monde ne sont-ils pas doublement des vanités pour ce phthisique si misérable, qui eût évité peut-être la destruction de ses poumons, s'il en eût compris le jeu et l'organisation? On objectera sans doute qu'il y a des médecins pour veiller sur la santé. Déplorable aberration, que l'ignorance et la paresse humaine fortifient. Non, dirons-nous à ceux qui font cette objection, non, il n'y a pas de médecins qui puissent régler les détails si nombreux de la vie d'où dépendent la bonne et la mauvaise santé. Vos médecins vous suivront-ils toujours au milieu de ces actions, de ces mouvemens agités qui brisent votre vie? Vous suivront-ils dans ces fêtes enivrantes, dans ces repas somptueux où vous empoisonnez et corrodez si gaîment vos organes? Ecouterez-vous leurs conseils, lorsqu'un funeste vertige vous entraînera sur cette pente si rapide, mais si douce? Vous seuls vous pouvez prévenir le développement de ces indispositions qui ôtent à l'existence tout son charme. Instruisez-vous donc pour veiller à la conservation de votre santé, vous qui ne confieriez la garde de votre fortune à personne!!!

Ces considérations sur l'utilité de l'anatomie pour soi-même ne sont point de vaines déclamations, et mon but serait incomplètement atteint, si je ne démontrais encore, qu'avec les notions les plus élémentaires de cette science, on peut, non-seulement soulager son prochain, mais souvent aussi lui conserver la vie. Supposons, pour que cette vérité soit plus saisissante, qu'une blessure vient d'être faite à la personne que vous chérissez le plus tendrement, un moyen simple peut la guérir, mais ce moyen quel est-il? Dans votre ignorance, vous réclamez à grands cris l'assistance de l'art; mais vos cris sont inutiles, car les secours sont trop éloignés. C'est alors que vous offrez votre or, vos titres, votre puissance, pour repousser la mort qui se présente; mais la mort est insensible à vos offres: froide et sévère, elle continue à s'avancer ; sa vue vous glace d'horreur ; vous suppliez, vous blasphémez même ; oh ! c'est vainement ! Impitoyable, elle frappe, et bientôt vous ne tenez plus dans vos bras qu'un cadavre que vous arrosez inutilement de vos larmes. Pour conserver cette existence si chère, il suffisait pourtant de poser le doigt au-dessus d'un vaisseau d'où le sang s'écoulait, ou d'introduire un peu d'air dans un poumon asphyxié. Vous le savez maintenant, mais trop tard ; et votre désespoir est d'autant plus violent que vous comprenez mieux combien il vous était facile de conserver cette vie précieuse, si votre instruction eût été moins bornée !...

On est donc bien coupable lorsqu'on néglige l'étude d'une science qu'on peut appliquer si aisément et si souvent à la conservation de ses semblables. C'est pour compléter cette démonstration si importante que je fortifierai ce tableau par lequel j'ai voulu d'abord toucher autant le cœur que la raison, en citant un exemple que j'emprunterai à l'ouvrage que le docteur Broc a publié sur l'anatomie populaire. Voici comment ce docteur fait parler la personne qu'il met en action :

« Dans un petit village de Normandie, où j'eus occa-
» sion de passer, il y a environ deux ans, un garçon char-
» cutier qui venait de faire repasser un couteau tombe et
» s'enfonce l'instrument dans le pli de l'aine. Aussitôt, le
» sang coule à grands flots, et malgré tous les moyens
» auxquels recoururent sucessivement les assistans, tels
» que la compression exercée sur la plaie, les lotions
» d'eau froide et même de vinaigre, l'application de corps
» absorbans, comme amadou, éponge, charpie, chiffons
» brûlés, toile d'araignée et ainsi de suite ; l'hémorragie
» n'éprouva aucune espèce de diminution. Le chirurgien
» étant absent, on me prie d'aller au secours du blessé ;
» j'y vais aussitôt et, à la situation de la plaie, à la couleur

» du sang et au jet de ce liquide qui sort comme par saccades, je reconnais que le vaisseau principal du membre » a été ouvert, et que le seul remède efficace consiste à » le lier au-dessus de la plaie; mais je n'ose procéder à » l'opération que nécessite cette ligature, parce qu'elle » exige une science et un art que je n'ai pas; le chirurgien » qui est absent est seul capable de la faire; mais s'il » n'arrive, en moins de quelques minutes c'en est fait du » blessé, qui déjà a perdu beaucoup de sang. Il ne me reste » donc qu'à m'opposer à l'écoulement de ce liquide et j'y » parviens à l'instant même, en comprimant fortement » le vaisseau au-dessus de la plaie, vis-à vis un os qui prête » un point d'appui efficace à la compression. L'hémorragie » étant ainsi suspendue, la vie cesse pour ainsi dire de » s'écouler avec le sang; le chirurgien peut être attendu » sans inconvénient, il arrive enfin, plus de deux heures » après l'accident il fait l'opération et la guérison a lieu en » moins de huit jours.

» Il est tout-à-fait évident que mes connaissances en » anatomie ont soustrait ce jeune homme à une mort inévitable; car au moment où l'on vint me chercher, il » n'avait plus que quelques minutes à vivre; c'est sans contredit le chirurgien qui l'a guéri, mais sans moi, il n'aurait » trouvé qu'un cadavre. »

Je pourrais, si cela était nécessaire, ajouter d'autres exemples à celui que je viens de citer, pour prouver l'importance et l'application si souvent utile des connaissances les plus sommaires de l'anatomie. Mais un fait ne suffit-il pas quand il démontre avec évidence, tandis qu'un plus grand nombre entrave souvent la pensée et embarrasse l'esprit?

Si de ces inspirations morales et philosophiques nous nous reportons à un autre ordre d'idées sur l'utilité de l'étude de l'anatomie, nous trouverons encore des raisons pour démontrer la nécessité de cette étude.

La curiosité est un attrait bien puissant, qui s'ennoblit et devient utile, lorsque l'homme en profite pour agrandir le cercle de ses connaissances. Celui qui est dignement animé de cet esprit, comprend que plus il sait, plus il a besoin de savoir, car l'étude d'une science appelle la connaissance d'une autre science, et l'étude de ce que la nature offre de plus merveilleux, par conséquent de l'homme, séduit toujours et devient un complément d'instruction, alors même qu'on ne lui assigne aucun but déterminé. Il faut donc connaître la structure humaine, seulement par cet attrait de curiosité, qui porte à connaître et comme pour faire provision de science; c'est ainsi que l'homme fouille partout hardiment, comme dans son bien, et c'est ainsi qu'il arrive à produire ces miracles d'industrie, qui donnent à la nature un coloris dont il s'enorgueillit pourtant d'être l'auteur.

En effet, et qu'on le remarque bien, tous ces prodiges de l'industrie humaine, pour lesquels notre admiration semble insuffisante, tous ces prodiges ne sont que des imitations de la nature. Dieu seul a pu créer; l'homme n'a jamais été qu'un imitateur. Dieu a livré à l'homme les merveilles de la création pour que celui-ci les appliquât à ses besoins, et à cet effet, il lui a donné la faculté de l'observation et le génie. C'est donc en étudiant la nature, mais surtout en étudiant la structure humaine, que l'on est arrivé à former les sciences et les arts. Ce qu'il y a de plus parfait en mécanique industrielle, en chimie appliquée, en hydrodinamique, en physique, à son modèle encore plus parfait dans l'économie humaine.

Il résulte de cette incontestable vérité, que s'il est encore possible d'inventer dans les arts, c'est en approfondissant les ressorts voilés de la nature animée. Qu'on examine, en effet, cette machine pneumatique formée de la réunion des lèvres, de la langue et des joues, qui sert à l'enfant, pour faire le vide sur le sein de sa mère ; qu'on médite sur cette flûte si harmonieuse, d'où s'échappe la parole, et que représente l'ensemble des poumons, de la trachée-artère, du larynx et de la langue; qu'on réfléchisse sur l'œil, le plus parfait des instrumens d'optique ; qu'on étudie l'organisation hydraulique du cœur, des artères, des veines ; les phénomènes chimiques de la respiration ; la puissance si parfaitement calculée des leviers osseux et musculaires, et qu'on me dise, s'il n'est pas juste de s'écrier avec Bossuet : « Que les savans et les ignorans, s'ils ne sont tout-à-fait » stupides, doivent être également saisis d'admiration, en » voyant de tels prodiges. » J'ajouterai, qu'ils sont bien vains, s'ils méconnaissent que l'étude de l'anatomie est indispensable au perfectionnement des arts industriels.

Le célèbre Vaucanson avait parfaitement compris toute l'utilité de l'anatomie pour les arts. Avant de faire ces automates, qui ont paru si surprenans parce qu'ils étaient construits de la main d'un homme, il avait médité longtemps sur les secrets de l'organisation humaine : ainsi, l'on rapporte, que lorsqu'il imagina son flûteur, il fut arrêté par la difficulté de lui donner l'embouchure de la flûte, et de reproduire certains coups de langue, qui en modulent les sons; il eut recours à l'anatomie, il examina dans ses détails la structure du larynx, y trouva les renseignemens qu'il cherchait, et que ses méditations savantes ne lui avaient pas fait deviner.

Ainsi donc, la nature humaine offrira des modèles sans nombre de constructions ingénieuses. Mais, les imitations les plus heureuses de nos architectes et de nos mécaniciens resteront, comme je l'ai déjà dit, bien imparfaites en comparaison. Ceux-ci ont pu fouiller le sein de la terre et en tirer des fontaines jaillissantes, fixer la foudre sillonnant sur nos têtes, nous étonner avec leurs locomotives si rapides, nous éclairer d'un gaz éclatant de lumière; cependant ils n'ont jamais pu faire et ils ne feront jamais ni l'aîle d'un papillon, ni même un brin d'herbe!

Si nous considérons maintenant l'utilité de l'anatomie par rapport aux emplois que chacun remplit dans la société, nous verrons que la connaissance plus ou moins approfondie de cette science est encore indispensable à un grand nombre de personnes pour le bon accomplissement de leurs devoirs.

L'utilité de l'anatomie pour la pratique de la chirurgie et de la médecine est si généralement reconnue, qu'il serait superflu de chercher à la démontrer. Mais ce qu'il importe de prouver, c'est que les élémens de cette science sont nécessaires à l'ecclésiastique, au législateur, au magistrat, à l'avocat, aux officiers de terre et de mer, à l'antiquaire, etc. Je ferai cette démonstration en quelques lignes, car je désire montrer avec quelques développemens aux sculpteurs, aux peintres et aux graveurs, les ressources immenses qu'ils peuvent tirer de l'étude de la structure humaine, appliquée à leur art. Procédons donc, dans l'ordre que je viens d'établir, et voyons d'abord pourquoi l'ecclésiastique doit étudier cette science.

« Quiconque connaîtra l'homme, verra que c'est un » ouvrage de grand dessein, qui ne pouvait être ni conçu, » ni exécuté que par une sagesse profonde. » Telle est la parole éloquente de Bossuet, lorsque dans son traité sublime de la connaissance de Dieu et de soi-même il fait un devoir au prêtre d'étudier la structure humaine. Ce principe auquel nous nous sommes attaché précédemment suffirait seul pour commander à l'ecclésiastique l'étude de l'anatomie, si les livres saints ne lui en faisaient point une loi. L'évangile dit en effet: « Considérez-vous » attentivement vous-même... et, David, dans ses psaumes,

» s'écrie : O Seigneur, j'ai tiré de moi une merveilleuse » connaissance de ce que vous êtes. »

Mais, en recommandant maintenant au prêtre l'étude de la structure de l'homme, je m'attache moins à ces hautes idées philosophiques et chrétiennes qu'au sentiment pur de la bienfaisance et de l'utilité. Le prêtre, dans son ministère sacré, aborde presqu'aussi souvent que le médecin le lit du patient que la maladie consume. Des accidens imprévus ont souvent lieu en sa présence. Que fera-t-il si l'on réclame son assistance et s'il ignore à la fois la structure des organes et les moyens simples qui régularisent leur action ?... il gémira... il apprendra au malade à mourir... Mais son cœur ne lui reprochera-t-il point de n'avoir pas su conserver en cette vie une créature que Dieu n'appelait peut-être pas encore à lui ! ! !

Le législateur, le magistrat, l'avocat, le juré ont également besoin, ai-je dit, d'étudier l'anatomie.

Destinées à l'homme, les lois seront toujours imparfaites, lorsqu'on n'aura point eu pour base en les faisant la connaissance approfondie de l'organisation physique et de l'état moral de l'homme. Si par son entendement il se relie à la Divinité, par ses instincts, ses appétits, par quelques passions, il touche de si près à la brute, que le législateur le comprendrait bien peu s'il se guidait sur de simples considérations psychologiques, pour lui tracer sa route dans la société. Qu'on songe seulement à ces effroyables monomanies homicides, qui ne paraissent si fréquentes de nos jours que parce qu'elles sont mieux comprises des médecins, et on appréciera combien le législateur a besoin de connaître la nature humaine, pour régler par des lois sages, mais exemptes de barbarie ou de cruauté, ces excès déplorables trop long-temps confondus avec les crimes, et qui ne sont, pourtant, que l'effet d'un cerveau malade ou altéré dans son organisation.

Quant aux magistrats, ils sont exposés tous les jours à faire ouvrir des cadavres pour y découvrir les causes d'une mort violente ou suspecte. C'est sur cette ouverture et les apparences qu'elle offrira qu'ils baseront leur jugement et qu'ils prononceront, ainsi que les jurés, que la personne morte a été empoisonnée ou qu'elle est morte naturellement; qu'un enfant était mort avant que de naître ou qu'il a été étouffé après sa naissance, etc. : ils sont obligés de s'en tenir aveuglement aux rapports des médecins et des chirurgiens; ces rapports sont motivés, à la vérité, mais qu'importe si les motifs sont inintelligibles pour le magistrat ; privé des connaissances anatomiques, il est réduit à les accepter sans observation comme sans contrôle et, dans l'impuissance d'en discuter la portée ou d'en préciser la valeur, il reste désarmé devant des déclarations entachées peut-être d'ignorance ou de mauvaise foi.

Tout ce qui précède est aussi applicable à l'avocat. Avant que d'être défenseur, il est juge. Sa voix s'anime à la conviction de l'innocence, comme elle s'affaiblit à l'idée du crime. Comment donc se convaincra-t-il de l'une ou de l'autre, si la technologie des médecins lui est étrangère, si les mots d'artères, de muscles, de nerfs, d'organes, de viscères, font confusion dans son esprit et l'irritent? C'est en vain qu'il accusera alors les médecins de faire de leur science un monopole, ou que, pour excuser son défaut d'études en anatomie, il s'avouera être profane en cette science. Les médecins lui répondront avec raison : nous ne faisons point de la science un monopole, jamais le sanctuaire de nos écoles ne vous a été fermé; la science que nous étudions vous était offerte comme elle l'est à tous; si vous ne la possédez pas, c'est que vous n'avez pas voulu l'étudier. Mais, songez-y bien, il ne vous est pas permis, si vous êtes profane en médecine légale, d'engager sur ce sujet un débat qui vous expose à poursuivre aveuglement l'innocence de votre parole ardente. Craignez aussi l'effet de votre conscience, car son poids devrait être bien lourd, si vous veniez à reconnaître que, par votre ignorance, vous avez provoqué un jugement injuste.

Qu'ai-je à dire sur l'utilité de l'anatomie pour le marin et pour l'officier de terre? Ne serait-ce point entreprendre une démonstration que la bienfaisance et l'humanité ont gravée au fond de tous les cœurs? Isolés du monde, exposés à toutes les causes de destruction, l'anatomie leur est indispensable pour satisfaire aux nobles sentimens de générosité dont ils sont animés.

Je recommande l'étude de l'anatomie aux personnes qui se livrent aux recherches de l'antiquité, parce que ces personnes sont aujourd'hui en grand nombre, et que leurs travaux acquièrent une remarquable importance. Souvent, dans les fouilles que font les antiquaires, des squelettes ou des débris de squelettes sont découverts; rien ne leur importe plus que de savoir si ces ossemens sont humains, s'ils sont ceux d'un homme ou d'une femme; ils veulent connaître l'âge du sujet qu'ils trouvent, la race à laquelle il appartenait, l'époque de l'inhumation, les difformités qu'il peut présenter. Toutes ces questions, en effet, sont dignes du plus grand intérêt, mais ne sont jamais mieux résolues que par celui qui se les adresse. C'est donc par des connaissances assez approfondies d'anatomie, et particulièrement d'ostéologie, que l'antiquaire trouvera la solution de ces problèmes.

J'en ai dit assez, je pense, pour faire comprendre les ressources que chacun peut tirer de l'étude de l'anatomie. Il n'est personne, en effet, à qui elle ne puisse être d'un secours réel, car, ne dût elle servir qu'à rendre plus exactes et plus claires les explications que le malade doit donner à son médecin, qu'elle serait déjà d'une importance incontestable. C'est par toutes ces considérations que l'étude de cette science est classée maintenant dans le programme de l'Université et qu'elle est enseignée dans les colléges de premier ordre, ainsi que dans les établissemens d'éducation d'une certaine importance. L'instruction n'est plus regardée comme complète, si l'histoire naturelle et l'anatomie n'en font partie. Notre Roi, dans sa haute sagesse, a donc donné un bel exemple en exigeant que ses fils, qui ont été élevés à nos côtés, fissent une étude sérieuse de la structure humaine.

Troisième partie.

De l'utilité de l'Anatomie pour l'artiste, et spécialement pour les sculpteurs.

Jusqu'à présent, j'ai évité de parler de l'utilité de l'anatomie appliquée aux arts et particulièrement à la sculpture. C'est que ce sujet, qui doit servir de texte à mes leçons, est d'une telle importance, surtout dans notre ville, où tant d'artistes intelligens sont appelés à en tirer parti, que j'aurais cru manquer le but que je me suis proposé d'atteindre, si je ne m'étais attaché à rendre évidente cette utilité, à l'aide des développemens nécessaires. J'espère qu'après avoir entendu les considérations auxquelles je vais me livrer, nos concitoyens reconnaîtront le profit qu'on pourra tirer de mes leçons, malgré la médiocrité de mon talent pour les rendre ce que je voudrais qu'elles fussent. Quel qu'en soit d'ailleurs le résultat, ils devront toute leur reconnaissance à M. D. Deslandes, notre maire qui, soutenu de son conseil municipal, et comprenant parfaitement les besoins du pays, a su organiser, de manière à répondre aux vœux des ivoiriers, ce cours qu'il a voulu confier à mes soins.

On peut juger du degré de civilisation d'un pays par la manière dont on y cultive les beaux-arts, et par le degré de perfection qu'ils y atteignent. L'effet des arts est d'adoucir les mœurs, de développer le goût, de le rendre fin et délicat, d'aider au commerce, en perfectionnant les objets dont ils s'occupent, et d'augmenter ainsi la richesse des nations.

Il résulte de là que l'artiste doit être un homme habile dans sa profession, aimant les sciences qui peuvent l'aider à faire des progrès, et toujours animé de l'amour du beau, du grand, du vrai.

C'est qu'aussi l'artiste réchauffe son génie au feu sacré des hommes supérieurs dont il reproduit habituellement les traits. Pour qu'il peigne avec succès une action noble ou éclatante, il faut qu'il s'en pénètre comme s'il en était l'auteur; pour rendre le sentiment et l'expression du grand citoyen, dont son ciseau voudra nous transmettre l'image, il devra sentir par le cœur autant que par l'esprit l'essence des vertus qui ont mérité la gloire à son modèle.

La sculpture est peut-être la branche des beaux-arts qui fera le mieux naître ces sentimens élevés, car elle excite plus particulièrement l'âme de l'artiste, en donnant à celui-ci pour modèles les traits des citoyens vertueux, des guerriers heureux ou habiles, et des savans qui ont éclairé le monde. L'artiste, qui cherchera l'expression du génie dans les traits d'un Michel-Ange, d'un Raphaël, pour la reproduire sur la toile ou sur le marbre, pourra-t-il retenir cette larme d'émulation ou d'envie que César sentait couler à la vue de la statue d'Alexandre?

L'émulation développera donc l'intelligence de même que l'amour de la gloire éveillera le génie. Mais pour s'élever jusque-là, il ne suffira pas d'en exprimer le désir. En sculpture surtout, le chemin sera long et aride. On n'acquerra que par un travail ardu et opiniâtre ces qualités d'artiste, qui exigent impérieusement de fortes et patientes études.

Au nombre de ces études, celle de la structure de l'homme est une des plus importantes, car l'homme avec l'expression de tous ses sentimens, de toutes ses passions, l'homme, dans ses attitudes les plus variées, sera son modèle ordinaire.

Le sculpteur devra donc étudier l'homme. Il devra, s'il copie la nature, la reproduire sans erreurs; il faudra qu'il la scrute dans ses détails, qu'il la médite dans ses particularités, non pas pour la représenter avec sécheresse, mais pour adoucir, au contraire, ce que ses jeux, ses hasards auront produit d'irrégulier, pour la colorer enfin de ce que le beau et l'idéal inspirent, s'il prétend faire une œuvre aussi noble que sublime. En sculpture comme en peinture, « il existe, dit Falconnet, un beau essentiel, mais épars » dans les différentes parties de l'univers ; sentir, assem- » bler, rapprocher, choisir, supposer même diverses » parties de ce beau, soit dans le caractère d'une figure » comme l'Apollon, soit dans l'ordonnance d'une compo- » sition comme ces hardiesses de Lanfranc, du Corrége » et de Rubens ; c'est montrer dans l'art le beau idéal, qui » a son principe dans la nature. »

Que la nature soit donc toujours le guide de l'artiste, mais qu'il la voie dans ce qu'elle a de plus délicat, d'attrayant et de sublime. Qu'il évite par conséquent ces attitudes forcées qu'elle désavoue, et qui souvent ont été employées pour montrer qu'on sait le dessin. Qu'il éloigne ces expressions grimées ou grimaçantes, qui repoussent forcément ce beau idéal, que les grands maîtres ont constamment recherché. Plus l'artiste sera simple et vrai dans sa composition, moins il emploiera de moyens pour émouvoir, plus il fera d'impression. C'est autant par la simplicité des moyens, que par l'étude attentive de la nature vivante, que les chefs-d'œuvres de la Grèce ont été créés pour servir éternellement de modèles aux artistes.

Ainsi, l'étude de la nature, dans laquelle je comprends

celle de l'anatomie, éclaire les beaux-arts d'une vive lumière ; elle est un flambeau qui dirige l'artiste, règle son imagination, soutient sa main dans les voies de la vérité.

Sans la connaissance de la structure humaine, l'artiste éprouve donc à chaque instant de l'hésitation dans ses travaux ; il reste incertain sur les formes qu'il observe, et pour ne point se laisser tromper par des jeux de lumières qui simulent des saillies ou des enfoncemens, il est contraint d'interrompre le trait qu'il allait exécuter, pour connaître la vérité par un toucher attentif ; pendant ce temps, une pensée précieuse échappe, et il est souvent difficile de la retrouver. « L'anatomie, dit le professeur Gerdy, » est pour ainsi dire un verre grossissant, qui rend les » formes sensibles jusque dans les plus minces détails, en » sorte qu'éclairé par elle, l'artiste voit beaucoup mieux, » beaucoup plus vîte, et rend avec plus de fidélité des » formes distinctes à ses yeux, parce qu'elles sont claires » à son esprit. »

Mais, cependant, les anciens à qui nous devons ces chefs-d'œuvres encore inimités, étudiaient-ils l'anatomie ? Cette question qui a déjà été agitée pourrait donner lieu à une discussion longue et ardue. J'avoue, d'ailleurs, que je ne me reconnais pas des connaissances suffisantes dans l'art, pour la traiter convenablement. Toutefois, je crois pouvoir faire remarquer que si les anciens ne portaient point le scalpel sur le cadavre humain, en revanche, ils faisaient une étude raisonnée et très-profonde du modèle nu et vivant, qu'ils observaient surtout dans les diverses attitudes et dans l'expression du visage. Les mouvemens du corps qu'ils voyaient tous les jours, soit dans les amphithéâtres où se livraient les combats, soit dans les écoles où on s'exerçait à la lutte, soit enfin dans leurs spectacles publics où l'acteur n'était applaudi qu'autant que ses mouvemens étaient faits avec grâce, permettaient à leur sagacité, à leur science d'en tirer d'utiles et fréquentes observations. Ce qu'on peut assurer aussi, c'est qu'ils s'aidaient par l'étude de l'anatomie comparative, et qu'ils se servaient de modèles artificiels, ainsi qu'on peut en inférer du présent que fit Hippocrate au temple de Delphes d'un squelette en bronze. Au surplus, et l'étude à laquelle nous nous livrerons démontrera ce que j'avance, la plupart des chefs-d'œuvres de l'antiquité, malgré la beauté idéale qui les caractérise, et la sublimité de leur perfection, pèchent par des inexactitudes anatomiques. C'est par le fini du travail, et par la réunion sur un seul sujet des formes humaines les plus remarquables, que les anciens arrivaient à produire ce beau, que nous admirons, non comme la reproduction gracieuse du vrai, mais comme une poésie imitative, parfaite. Cependant, les savans critiques modernes n'ont pas tous applaudi sans réserve ces chefs-d'œuvres. Bukingham les a appelés extraordinaires et monstrueux, et, en rapportant ces expressions, M. Keratri les trouve pleines de profondeur. Sans m'associer à cette opinion, je crois seulement qu'il est juste de faire remarquer que ce n'est plus faire la nature que de vouloir perfectionner la nature.

Je sais que beaucoup d'artistes ne sont point d'avis que l'étude de l'anatomie leur soit utile, et ils soutiennent leur opinion en disant que celui qui a fait cette étude devient entêté de la vanité de se montrer savant. Son œil corrompu, disent-ils, ne peut plus s'arrêter à la superficie. En dépit de la peau et des graisses, il entrevoit toujours le muscle, son origine, son attache et son insertion; il prononce tout, trop fortement; il devient dur et sec et reproduit son écorché, jusque dans des figures de femmes. Je ne veux point atténuer, comme on le voit, ces allégations, parce qu'elles me paraissent vaines et sans fondement. On peut, sans doute, abuser de l'anatomie, comme on abuse de ce qu'il y a de plus sacré dans l'art, mais cela n'empêchera point qu'une application sage et raisonnée de cette étude, n'aide constamment l'artiste intelligent à produire une œuvre parfaite.

Au reste, dit le docteur Sue, « rien ne prouve plus en » faveur de l'utilité de l'anatomie que le soin attentif avec » lequel les grands artistes, de tous les temps, ont cherché » à s'en instruire. N'est-ce pas en partie par cette con- » naissance que Raphaël, Michel-Ange, Jules Romain, les » Carraches, le Dominiquin, Le Brun, Le Poussin, Le- » sueur et tant d'autres grands hommes, ont rendu leurs » ouvrages dignes de l'immortalité? Michel-Ange, surtout, » était tellement persuadé de la nécessité de l'étude de » l'anatomie, pour réussir dans les arts d'imitation, qu'il » avait formé le dessein de publier un traité complet des » mouvemens musculaires. Quelle perte pour les beaux » arts que ce projet n'ait pas été exécuté! Qui pouvait » mieux que ce grand homme donner aux artistes des » leçons d'anatomie pittoresque, lui qui joignait la théorie » la plus lumineuse à la pratique la plus consommée? » C'est cette connaissance profonde qui le mit en état de » faire concurremment avec Léonard de Vinci ces » fameuses académies que Raphaël lui-même ne dédaignait » pas de consulter; c'est cette connaissance qui lui fit » donner à toutes les figures sorties de son pinceau ou » de son ciseau cette justesse de proportion et cette vérité » d'expression qui les caractérisent, et excitent l'admiration » de tous les connaisseurs. »

Mais l'anatomie ne doit pas être étudiée par l'artiste, comme elle l'est par le chirurgien ou le médecin. Ceux-ci doivent connaître dans ses détails les plus minutieux la structure de chacun des organes, tandis que l'artiste n'a besoin de s'occuper, en général, que de l'extérieur de l'homme, puisqu'il n'est tenu d'en représenter que les apparences visibles. Néanmoins, comme les sentimens, les expressions, les passions qui se reflètent sur le visage de l'homme, mettent en jeu des organes situés profondément dans la machine humaine, il n'est point sans utilité, que l'artiste connaisse aussi d'une manière superficielle tous les ressorts que les grands mouvemens de l'âme font agir.

Ainsi, l'artiste doit jeter un coup-d'œil sur toutes les parties, tant internes qu'externes, qui concourent à former l'homme. Il a besoin de contracter et de relâcher des muscles, d'étudier par le toucher la figure et les plus légères éminences des os ; il faut qu'il disjoigne et rejoigne leurs emboîtemens, qu'il connaisse enfin la structure et la vie intérieure, pour mieux en exprimer les effets. Plus un artiste est instruit de l'anatomie, plus le voile dont la nature s'enveloppe est transparent pour lui. Son coup-d'œil savant saisira alors et interprétera toutes les formes, et son burin ou son pinceau les transportera avec autant d'esprit que de vérité dans ses compositions.

En résumé, l'étude la plus méthodique que l'artiste puisse faire est celle des couches musculaires superficielles, des os et de leurs articulations, du tissu cellulaire graisseux et de la peau. Il est indispensable, comme on le disait autrefois, qu'il ait bien dessiné, bien observé le squelette et l'écorché. Mais qu'on se garde pourtant de croire que ce soit au moyen de ces figures de plâtre, copies plus ou moins altérées des modèles d'Houdon et de Michel-Ange, de ces planches, qui ne sont que de véritables caricatures anatomiques, qu'on puisse étudier la structure humaine. L'étude de l'anatomie, faite au moyen de la dissection du cadavre, serait assurément celle qu'il faudrait préférer, si des difficultés de toutes sortes ne la rendaient impraticable. Heureusement, nous possédons, maintenant, dans le modèle anatomique du corps humain, que M. le docteur

Ausoux a si merveilleusement et si savamment construit, une image aussi fidèle qu'on peut le demander de toutes les parties de l'organisation. Sur cette admirable machine, dont chaque pièce se détache et se superpose avec facilité, les organes sont reproduits avec une physionomie de nature tellement frappante que, sans le toucher, qui nous permet de rectifier l'illusion de nos sens, l'erreur serait très-facile à commettre. Il sera donc aisé d'acquérir, à l'aide de ce moyen et à l'aide de la squelettologie, toutes les connaissances de structure humaine, que l'artiste a besoin d'avoir.

Mais, qu'on ne s'y méprenne point, je ne recommanderai jamais l'étude détaillée des formes anatomiques, sans recommander encore avec plus de soin de rendre ces études fructueuses, par la comparaison des parties étudiées sur le modèle inanimé avec les parties semblables, appréciables sur le modèle vivant. C'est ainsi seulement que la science anatomique peut être d'un secours réel à l'artiste. Encore, cette étude ne sera-t-elle achevée qu'après un rapprochement sévère et exact avec ces belles figures peintes ou sculptées que nous ont laissées des artistes corrects. Ce n'est qu'en suivant de semblables procédés qu'on atteindra, enfin, la perfection dans l'art.

Je ne saurais trop le dire, l'une de ces études, faite isolément, ne peut suffire à l'artiste. Soit qu'il se borne à copier des chefs-d'œuvres, soit qu'il n'étudie que le modèle vivant, soit enfin qu'il mette toute sa confiance dans ses connaissances anatomiques, il restera toujours au-dessous de son art, sans la science qu'on acquiert par l'intelligente comparaison que je recommande. L'étude seule du cadavre ne présentera, en effet, à l'œil, qu'une peau molle et détendue, que le tissu graisseux ne viendra plus arrondir. Dès-lors, s'effaceront des saillies qu'on observe dans la vie ; les muscles affaissés, ramollis, auront des attaches douteuses et sans relief; mais d'autre part, combien l'étude du modèle vivant n'offrira-t-elle pas d'embarras et d'irrégularités, qui jetteront souvent l'artiste dans l'erreur? Un modèle, quelqu'habitué qu'il soit, se fatigue assez vîte en conservant la même attitude. Ses muscles, lassés par une contraction trop prolongée, se modifieront dans ses bosselures, que les mouvemens font naître. Ils s'applatiront, et le dessinateur, qui ne retrouvera plus sur son modèle ce qu'il avait marqué dans une première esquisse, croira s'être trompé, et souvent en voulant se corriger, il commettra une faute réelle.

On appréciera déjà, j'aime à le croire, toute l'utilité que l'artiste doit tirer de l'anatomie, et la marche qu'il peut suivre dans cette étude. S'il use sagement de cette science, il obtiendra les plus beaux succès dans ses travaux; mais s'il porte trop loin le juste emploi qu'il en doit faire, c'est alors qu'il donnera des armes aux adversaires de l'anatomie, et qu'il les autorisera à dire, en voyant une affectation ridicule, une exagération des saillies musculaires et des articulations osseuses, qu'en voulant sculpter l'homme animé, il est arrivé insensiblement à sculpter l'écorché.

La nature, dans ce qu'elle offre de beau, de gracieux, devra donc toujours servir de modèle à l'artiste. Si l'anatomie l'aide à reproduire l'exactitude des formes, le sentiment de l'art, quelques connaissances physiologiques, l'étude des proportions et une instruction suffisante en histoire naturelle, l'aideront aussi, merveilleusement, lorsqu'il voudra traduire fidèlement les variétés d'âge, de sexe, de races, de professions, etc., et ces modifications si délicates, et néanmoins si importantes, que les émotions, les passions, impriment sur l'extérieur du corps. C'est pour avoir trop négligé ces études positives, si bien enseignées pourtant par J. Cousin, Albert-Durer, Gérard-Audran, Lebrun, Lavater et autres, que des peintres très-célèbres ont pu commettre les fautes les plus graves. Ainsi, Vander Tempel, Seb. Ricci, Rubens, dans la représentation des mages de l'Orient, ont peint, suivant la remarque de Camper, des hommes noirs et non pas des nègres. Le dessinateur ignorant et maniéré, dit M. Moreau de la Sarthe, qui accompagna Cook dans ses voyages, a presque toujours donné aux femmes qu'il a représentées des figures européennes et non les traits propres à la race malaise, dont les branches nombreuses et variées peuplent les îles de la mer du Sud.

D'autres artistes ont cru peindre des enfans, et n'ont représenté que de petits hommes. L'observation seule peut sans doute préserver de semblables méprises. Mais la représentation ne sera-t-elle pas mieux sentie, si le peintre ou le sculpteur n'ignore point que de simples différences dans le volume ou dans la grandeur du corps ne caractérisent pas l'enfance; que la femme, par exemple, est femme, pour le naturaliste, dans toute sa structure, dans ses affections morales, comme dans ses attributs physiques; enfin, et ceci se rapporte aux passions, que la pudeur ne rougit pas comme la colère, de même qu'il n'existe pas un sentiment qui n'ait son caractère physiognomonique spécial?

Pour comprendre ce qui se rattache à ces études, comme ce qui se rapporte aussi à la connaissance de la mécanique humaine, laquelle traite des aplombs, des attitudes, des mouvemens, on tirera sans doute un grand parti des recherches anatomiques et de la lecture des ouvrages des grands maîtres, sur cette matière. Toutefois, je crois bien avec Dufrenoy, qui donnait il y a déjà des siècles de beaux enseignemens à ce sujet, que c'est surtout dans les promenades et dans les situations multipliées que présente la vie, que l'artiste doit étudier les airs de tête, les expressions, les gestes, les traits. C'est ainsi qu'il saisira le naturel et le vrai, et qu'il les saisira d'autant mieux que l'étude en aura été plus libre et moins méditée.

Ces considérations suffiront pour convaincre les jeunes artistes qu'ils trouveront dans l'étude de l'anatomie l'un des meilleurs moyens, à l'aide desquels on puisse atteindre la perfection dans l'art, quand on est d'ailleurs doué d'un génie heureux, d'une application soutenue et de ces connaissances diverses, qui à la fois guident sûrement la main et font naître le sentiment idéal ou poétique du beau. Il nous reste donc, maintenant, à suivre nos études anatomiques, avec zèle et persévérance. Pour ma part, j'ai sans doute accepté une tâche supérieure à mes forces, en me chargeant, moi qui ne suis point artiste, de diriger ceux qui le sont déjà ; j'aurais même, je l'avoue, reculé devant cette témérité, si je ne m'étais rappelé : que l'homme qui ne marche pas peut pourtant quelquefois indiquer le meilleur chemin.

En acceptant cette haute et honorable mission, mon but est d'aider à former dans notre ville de véritables artistes, qui réussissent à porter jusque dans ces ébauches que le commerce de l'ivoirerie donne ici à si bas prix le sentiment et les principes du vrai, du beau et de l'idéal. Ces esquisses ou ébauches seront alors recherchées avec empressement. Le commerce s'en accroîtra, et un élément de plus sera ajouté à ce qui fait la prospérité et le renom de notre ville. Lorsque nos artistes seront initiés aux connaissances anatomiques, ils feront avec autant d'aisance et de promptitude des objets d'arts, qu'ils en faisaient auparavant d'informes ; car, il est aussi facile au burin habile de tirer un trait savant et gracieux, que d'en faire un que la science et le bon goût réprouvent. Pour que chacun puisse tirer parti de mes descriptions, et pour qu'elles paraissent moins fastidieuses, je m'efforcerai de les présenter avec simplicité, avec clarté. J'éloignerai avec soin les termes et les formules scientifiques, faciles à rejeter, parce que souvent ils ne sont qu'un vêtement de parade pour la science, et qu'ils embarrassent l'esprit de l'auditeur. Je procéderai, comme l'indiquent les bons préceptes de la logique, c'est-à-dire du simple au compliqué, du connu à l'inconnu. Le seul artifice auquel je m'attacherai, dans mon enseignement, consistera à reproduire souvent le même objet, en lui donnant des formes différentes.

Après cela, si mes efforts sont couronnés de succès, si j'accomplis ce que j'ai projeté, je serai heureux d'avoir servi à la fois l'art, la morale et l'humanité, dans cette cité à laquelle j'ai consacré toutes mes facultés, parce qu'elle m'a adopté dès ma jeunesse. Mais je demande qu'on veuille bien ne pas me supposer des intentions que mon esprit et mon bon sens repoussent. J'ai trop la conscience des bornes de mon savoir, pour me présenter ici comme un professeur qui se croit au niveau de sa mission, et qui se trouve capable de développer en bons termes une science aussi élevée que l'est celle de l'anatomie. Je comprends, seulement, qu'il y a dans cette science des préceptes très-simples, des faits positifs, qu'il est fort utile et en même temps fort aisé de faire connaître. Je m'attacherai donc à les exposer sans prétention, ainsi qu'on pourrait le faire au sein d'une famille, ou dans un cercle d'amis ; bien convaincu qu'ils suffiront pour donner à l'artiste le goût du vrai et du beau ; à l'homme du monde, une idée nette de la structure humaine, de laquelle il tirera d'utiles déductions ; au penseur, au philosophe, à l'homme religieux et moral, cette connaissance supérieure de la Divinité et de soi-même, que Bossuet a tant recommandée ; ils prouveront, enfin, à tous que l'anatomie ne peut être, comme on l'a dit injustement, la science de l'athéisme, puisque son premier mot, comme son dernier précepte, confirme l'exactitude de cette définition sublime d'un philosophe moderne ; « *que l'homme est une intelligence, servie par des organes.* »

PROGRAMME

DU COURS D'ANATOMIE.

Première Partie.

Anatomie descriptive.

1. Notions préliminaires.
2. Des os et de leurs articulations.
3. Des muscles et de leurs mouvemens.
4. Du cerveau, du cervelet, de la moëlle épinière, des nerfs.
5. Des organes des sensations.
6. Des organes de la voix.
7. Des organes de la digestion.
8. Des organes de la respiration.
9. Des organes de la circulation.
10. Des organes de l'absorption.
11. Des organes des sécrétions.
12. Du tissu cellulaire et du tissu graisseux.
13. Des organes de la reproduction chez l'homme.
14. Des organes de la reproduction chez la femme.
15. De l'œuf humain.

Deuxième Partie.

Anatomie appliquée aux Beaux-Arts.

1. Des proportions artistiques du corps humain.
2. Etude des formes en particulier.
3. Etude comparative des formes de l'homme et de la femme.
4. Etude des formes de l'homme aux différens âges.
5. Des principaux caractères physiques des races humaines.
6. Des modifications apportées à l'organisation humaine par les tempéramens, les professions, les mouvemens, le sommeil, quelques maladies, l'agonie, la mort.
7. Etude comparative des formes de l'homme et de quelques animaux.
8. Etude de quelques anomalies et variétés de conformation dans l'espèce humaine.

Troisième Partie.

Déductions anatomiques, artistiques et critiques.

1. De la physionomie.
2. Des expressions.
3. Des passions.
4. De la laideur.
5. De la beauté.
6. Du vrai dans l'art.
7. Du beau dans l'art.
8. De l'idéal dans l'art.
9. Etudes anatomiques et critiques des formes sur :

L'Hercule Farnèse, l'Apollon Pythien, la Diane à la Biche, le Gladiateur combattant, le Laocoon, le Silène dit le Faune à l'Enfant, le Jason dit le Cincinnatus, le Germanicus, le Tibre, le Centaure, le Léonidas de David, les Sabines de David.

Dieppe. — E. Delevoye, impr.

www.ingramcontent.com/pod-product-compliance
Ingram Content Group UK Ltd.
Pitfield, Milton Keynes, MK11 3LW, UK
UKHW021025200726
13857UKWH00004B/1598